AF396257

CONTRIBUTION A L'ÉTUDE

DES

IMPERFORATIONS ANO-RECTALES

PAR

Georges LERNON

DOCTEUR EN MÉDECINE DE LA FACULTÉ DE PARIS

PARIS

IMPRIMERIE DES ÉCOLES

HENRI JOUVE

23, Rue Racine, 23

1886

CONTRIBUTION A L'ÉTUDE

DES

IMPERFORATIONS ANO-RECTALES

PAR

Georges LERNON

DOCTEUR EN MÉDECINE DE LA FACULTÉ DE PARIS

———

PARIS

IMPRIMERIE DES ÉCOLES

HENRI JOUVE

23, Rue Racine, 23

1886

A MON PÈRE

A MA MÈRE

A MES PARENTS

A MES AMIS

CONTRIBUTION A L'ÉTUDE

DES

IMPERFORATIONS ANO-RECTALES

INTRODUCTION

En commençant ce modeste travail, nous n'avons pas eu en vue de traiter toutes les questions qui se rattachent à l'étude des imperforations de l'anus et du rectum. Nous laissons ce soin à des voix plus autorisées que la nôtre et nous examinerons plus particulièrement un point de ce vaste sujet. Aussi, après quelques considérations sur le mode selon lequel ces atrésies peuvent se produire, sur leur étiologie, sur leur fréquence, nous aborderons l'étude du traitement.

Cette étude, depuis longtemps, n'a pas été l'objet d'un travail d'ensemble ; les matériaux en sont disséminés un peu partout, nous essaierons de les résumer et d'en tirer des conclusions pratiques. D'autre part, un cas de ce genre s'étant présenté à nous, il y a quelques mois, nous nous sommes trouvé aux prises avec des difficultés considérables : c'est ce qui nous a donné l'idée d'en faire le sujet de notre thèse inaugurale. Mais, ici, encore, le champ est trop vaste et nous serons obligé de le restreindre. Nous ne nous occuperons que du traitement des imperforations proprement dites, en laissant de côté les cas de simples rétrécissements et les cas où le rectum, non oblitéré, s'abouche dans un endroit anormal. D'ailleurs certaines parties de ces dernières anomalies ont été étudiées dans l'excellente thèse du docteur Rovillain sur l'anus recto-vulvaire, et dans une clinique récente du professeur Trélat sur les rétrécissements congénitaux du rectum chez l'adulte.

Mais, avant d'aller plus loin, qu'il nous soit permis d'exprimer toute notre reconnaissance à M. le professeur Léon Le Fort qui a bien voulu accepter la présidence de notre thèse.

Nous adressons également tous nos remerciements à M. le Dr Bouilly, chirurgien de la Maternité de l'hôpital Cochin, à M. le Dr Marchand, chirurgien de l'hôpital Saint-Antoine, et à M. le Dr Bonnaire, ex-interne des hôpitaux, pour l'aide qu'ils nous ont donnée.

CHAPITRE PREMIER

Ce qu'il importe de savoir, pour bien comprendre les vices de conformation de l'anus et du rectum, c'est que ces deux parties de l'intestin ont un point de départ absolument distinct. Elles se développent indépendamment l'une de l'autre : l'anus aux dépens du feuillet externe du blastoderme, et le rectum aux dépens de son feuillet interne.

Le rectum se termine primitivement en cul-de-sac, communiquant avec la vésicule allantoïde. Il se trouve alors séparé de la surface extérieure de l'embryon par une couche de blastème. L'anus se creuse dans ce blastème par suite d'un travail de résorption, de sorte que l'ampoule rectale et l'ampoule anale, quand leur évolution s'opère régulièrement, vont à la rencontre l'une de l'autre. Alors, si aucune cause perturbatrice ne vient enrayer la marche de ces deux organes, ils se rejoindront, et, pour que leur union soit complète, il suffira que leurs fonds réciproques s'accolent et enfin se résorbent. C'est ce qui a lieu normalement.

Mais ce mode de développement peut être arrêté de plusieurs manières, et il en résulte les diverses anomalies qu'on rencontre dans cette région. Si la communication du rectum avec la vésicule allantoïde ne s'oblitère pas, on observe une ouverture du rectum dans la vessie, l'urèthre ou le vagin. D'autre part, cette communication étant obli-

térée, le rectum quelquefois ne continue pas à se dévelop-
per, et le cul-de-sac intestinal se trouve alors ordinairement dans la cavité pelvienne, à la hauteur de l'angle sa-
cro-vertébral.

Tantôt l'anomalie est complète et l'intestin se termine
par un bout flottant, sans connexion aucune avec le cul-
de-sac anal (obs. I) ; d'autres fois, ces deux parties sont
réunies l'une à l'autre par un cordon, mais ce cordon est
plein (obs. II) ; enfin, dans un troisième ordre de faits,
beaucoup plus rares à la vérité, ce cordon présente un
trajet (obs. IV). Nous pouvons ajouter les cas de segmentation multiple, comme dans l'observation célèbre de Voillemier (*Gaz. des hôp.* 1846), où l'intestin était divisé en
quatre parties séparées.

Du côté de l'anus, autres malformations. Le travail de
résorption du blastème, dans lequel l'anus doit se former,
peut s'arrêter avant d'être complet, ou même ne pas se
faire du tout. Il en résultera, soit un rétrécissement, soit
une absence partielle ou totale de la région anale. Toutes
ces anomalies de l'anus et du rectum peuvent se combiner
entre elles, et composent la grande classe des vices de
conformation de la région ano-rectale.

Nous admettons donc, avec presque tous les auteurs,
que ces difformités résultent d'un arrêt ou d'une insuffi-
sance de développement de l'embryon ; mais cependant
nous croyons devoir mentionner l'opinion de M. Jules
Guérin, qui, dans ses recherches sur les difformités congénitales (1882), donne une théorie différente, et nous ne
pouvons faire mieux que citer ce passage textuel de son
œuvre :

L'imperforation de l'anus peut être, tour à tour ou simultanément, l'effet de la rétraction des sphincters seuls ou des sphincters et des fibres circulaires de l'extrémité inférieure du rectum... Cette rétraction a non-seulement pour résultat d'oblitérer une certaine étendue du canal, mais de le raccourcir et de transporter ainsi son extrémité inférieure plus ou moins loin du lieu où elle devait s'ouvrir. Or, cette extrémité, ainsi entraînée, peut contracter des adhérences avec les parties voisines, comme la vessie dans laquelle elle s'ouvre... Ce fait est un des anneaux de la série des difformités congénitales produites par l'affection centrale du système cérébro-spinal, et portant avec elle le cachet de cette origine.

M. le professeur Lannelongue, dans un travail inséré aux *Archives de Médecine* de 1883, et surtout dans une importante communication qu'il fit à la *Société de Chirurgie* le 27 février 1884, souleva de nouveau la question du cloisonnement multiple du rectum par des oblitérations superposées ; il soutint que, dans le cas où il avait fait l'autopsie, le trajet situé entre les deux diaphragmes était une portion d'intestin absolument normal et seulement rétréci parce qu'il n'aurait pas été distendu par le méconium. L'explication de ce fait deviendrait beaucoup plus difficile. D'après M. Lannelongue, il ne suffirait pas alors d'invoquer une interprétation tératologique pure, et il serait préférable d'admettre l'influence d'une cause pathologique, d'un trouble survenu dans la période embryonnaire. On se trouverait en présence d'une véritable maladie fœtale qui aurait fait sentir son action sur le développement de l'extrémité intestinale et aurait modifié la nature de l'anomalie, qui de simple serait devenue compliquée. On pourrait peut-être aussi faire entrer en ligne de compte l'influence de certaines diathèses, telles que la syphilis des parents.

Il ne nous appartient pas de prendre la parole et d'exprimer une opinion personnelle sur cette théorie qui rencontra des oppositions très vives, dont la discussion occupa en partie trois séances de la Société de chirurgie, et se termina sans qu'on fût arrivé à une conclusion formelle. Pourtant, nous croyons ne pas trop nous avancer en disant que les malformations congénitales, consécutives à un état pathologique du fœtus, sont rares, et qu'il ne faudrait pas, après avoir voulu tout expliquer par la tératologie, vouloir se lancer trop vite dans une voie nouvelle. L'étiologie de ces faits est encore obscure, et ne pourra être élucidée que par la recherche attentive et l'étude méthodique de cas nouveaux.

CHAPITRE II

Dans les ouvrages classiques, nous ne trouvons absolument rien sur l'influence que l'hérédité et la consanguinité peuvent avoir dans la production des malformations ano-rectales.

Le docteur Lobligeois dit, dans sa thèse, que l'hérédité ne paraît jouer aucun rôle et qu'il y a à cela une bonne raison, c'est que les enfants meurent bien souvent avant d'avoir pu se reproduire. Le docteur Bouisson, dans sa thèse de concours, dit qu'il résulte de ses recherches qu'on n'a pas noté la reproduction fréquente de l'anomalie sur les membres d'une même famille et qu'on n'a pas signalé l'existence de dispositions semblables chez les ascendants.

Cependant, nous trouvons dans la *Gazette médicale* de 1846 l'observation suivante que nous croyons devoir repro-duire :

« Un individu affecté d'hypospadias, dont le père avait la même
« infirmité, engendra un fils qui n'avait pas d'anus ; mais par contre
« il existait le long du raphé une galerie sous-cutanée se terminant
« vers le milieu de la face inférieure du pénis par une petite ouver-
« ture. L'urine passait librement ; pas de communication entre l'urè-
« thre et le conduit anormal. Cette disposition est l'analogue de celle
« qu'on retrouve chez les jeunes filles, dans les cas où le rectum s'ou-
« vre dans la fosse naviculaire. »

Cette observation rapproche les déviations du rectum

des anomalies héréditaires ; mais elle est, croyons-nous, la seule connue.

D'autre part, dans le compte-rendu de la séance du 25 mars 1885 de la Société de Médecine berlinoise, nous trouvons l'observation suivante :

M. Hadra présente deux petites filles chez lesquelles l'anus est imperforé. Une particularité intéressante à noter, c'est que le père de l'une de ces enfants et la mère de l'autre enfant sont frère et sœur. Celle-ci a été atteinte de la même affection pour laquelle elle a dû subir une opération. En 1860, elle accoucha d'un garçon qui n'avait également pas d'orifice anal et qui mourut à la suite d'une opération faite par Von Langenbeck. Depuis lors, elle a encore mis un enfant au monde dans les mêmes conditions.

Le frère de la seconde petite fille avait également l'anus imperforé. Voilà donc six cas d'occlusion anale, soit partielle, soit complète, qui ont été observés sur deux familles ayant entre elles une parenté étroite.

Malheureusement, malgré toutes nos recherches, nous n'avons pas trouvé d'autres observations où l'influence de l'hérédité fût notée, et il serait téméraire d'en tirer une conclusion, même timide, avant que d'autres faits aient été recueillis en nombre suffisant pour pouvoir s'appuyer sur une base solide.

CHAPITRE III

Pris dans leur ensemble, les vices de conformation de
l'anus et du rectum ne sont pas très communs ; et d'ailleurs, la fréquence de ces lésions n'est pas exactement
connue. On ne peut pas attacher une grande importance
aux statistiques partielles qui ont été établies à ce sujet
par quelques auteurs, car elles sont très-disparates. Si
l'on s'en tient aux observations rapportées dans les jour-
naux de médecine, et qui se relèvent surtout dans les
hôpitaux, on voit que rarement une année en offre plus
de cinq cas, et quelquefois on n'en voit que deux. D'ailleurs, les cas d'imperforation simple, traités avec succès,
sont souvent passés sous silence, et on ne publie généralement que les cas compliqués et difficiles.

Dans l'espace de huit ans, 26 enfants imperforés ont
été amenés à l'Hôpital des Enfants-Malades. Chose rare,
dans le cours d'une seule année, Giraldès en a opéré 10,
et il disait à la Société de chirurgie, le 14 juillet 1875,
qu'il avait déjà à son actif plus de 100 opérations de cette
nature. Ces chiffres paraissent énormes ; mais il ne faut pas
se hâter d'en conclure à la fréquence de ces malformations, car le professeur Moreau a affirmé à l'Académie de
Médecine qu'il n'avait observé à la Maternité de Paris,
durant une pratique de 40 années, que quatre cas d'atrésie. Couture, du Hâvre, dans une pratique de 30 ans, et

sur 3,500 accouchements faits par lui, n'en a constaté que trois cas seulement.

A la Maternité de Dublin, Collins, pendant son exercice nosocomial, n'en a vu qu'un seul cas sur plus de 16,000 enfants. Le docteur Zohré, à la Maternité de Vienne, n'a rencontré que deux cas d'imperforation sur 50,000 enfants qui y sont nés.

De notre côté, nous avons fait quelques recherches personnelles qui nous ont donné les résultats suivants :

En 14 ans, du 1er juillet 1871 au 30 juin 1885, il est né à la Maternité de Paris 20,600 enfants, sur lesquels nous relevons cinq cas d'inperforations ano-rectales de tout genre, depuis l'oblitération simple de l'anus, opérée avec succès, jusqu'à l'absence d'une grande partie du gros intestin.

En 14 ans également, du 1er janvier 1872 au 31 décembre 1885, il est né, dans le service annexe d'accouchement de l'hôpital Cochin, 10,572 enfants, sur lesquels il ne s'est pas trouvé un seul cas d'imperforation ; pendant cette période, deux ont été opérés, mais ils avaient été apportés du dehors.

Ces chiffres s'appliquent à toutes les espèces d'imperforations ano-rectales, sans distinction de cas. Il en résulte que, en réunissant les principales statistiques, celles de Collins, de Couture, de Zohré, et en y joignant les nôtres, on rencontre seulement un cas d'imperforation sur un peu plus de 9000 enfants.

Enfin, comparées aux monstruosités analogues, les imperforations de l'anus et du rectum, quels que soient le caractère et la modification locale qui s'y rattachent, se

présentent plus souvent dans la pratique que les imperforations du vagin ou de l'urèthre, et surtout beaucoup plus
souvent que celles des parties supérieures du corps ; en
effet, rien n'est plus rare, par exemple, que l'occlusion
congénitale de la bouche.

Les auteurs ne sont pas non plus d'accord sur la fréquence relative des malformations ano-rectales dans les
deux sexes. Sédillot écrivait dans son *Journal*, t. III :
« Les filles fournissent toujours le plus grand nombre d'a-
nomalies monstrueuses et d'arrêts de développements. La
vulve nous offre plus que le scrotum d'exemples d'embouchures rectales. »

Curling, sur cent enfants imperforés, a compté cin-
quante-huit garçons et quarante-deux filles ; tandis que
Bouisson, sur cent observations qu'il a dépouillées soigneu-
sement, a trouvé cinquante-trois filles et quarante-sept
garçons. D'après une statistique, rapportée dans la thèse
du D' Lobligeois, sur soixante-six cas où le sexe était bien
indiqué, il y avait trente-sept filles et vingt-neuf garçons.

Giraldès a remarqué que ce genre d'affection est plus
fréquent chez les garçons que chez le filles. M. Trélat
pense que les deux sexes y sont à peu près également
disposés. En résumé, nous pouvons dire avec M. le professeur Duplay : « Ce qu'il y a de plus probable à cet
égard, d'après les données actuelles de la science, c'est
que la différence de fréquence entre les deux sexes est
presque inappréciable. »

CHAPITRE IV

Nous sommes arrivé à la partie la plus importante de ce travail, à celle que nous avions surtout en vue en commençant : l'examen des divers modes de traitement applicables aux malformations ano-rectales. Comme nous l'avons dit dans l'introduction, nous éliminons les rétrécissements simples et les embouchures anormales du rectum et nous limitons notre étude aux cas où il y a obstacle absolu à la sortie des matières fécales.

Avant d'aller plus loin, un point doit nous arrêter.

Certains chirurgiens se sont demandé si, dans les cas compliqués, il fallait opérer malgré l'incertitude du résultat. Ainsi, Bigelow, en Amérique, et quelques autres, en Europe, rejettent en principe l'intervention et n'opèrent en pareil cas que pour se conformer aux traditions chirurgicales. Nous ne pouvons mieux répondre que par cette excellente réflexion tirée de la thèse de Bouisson : « Les devoirs du chirurgien sont tout tracés ; il a sous les yeux, et jusqu'à un certain point sous sa dépendance, un cas où la vie est en question : il ne doit pas, il ne peut pas balancer ; il serait coupable, s'il faisait faire retraite à son art encore pourvu de ressources. »

En intervenant, il n'y a rien à perdre, tandis que l'enfant imperforé, abandonné aux ressources de la nature seule, est fatalement voué à la mort. Elle survient le plus ordinairement par péritonite simple, et, plus rarement, par rupture intestinale avec épanchement du méconium dans le péritoine. D'autres fois, l'enfant se refroidit graduellement sans présenter de symptômes aigus et finit par s'éteindre lentement.

On pourrait dire, il est vrai, qu'un changement favorable peut quelquefois s'opérer spontanément dans la disposition anormale ; ainsi, les membranes obturatrices de l'anus et du rectum, lorsqu'elles sont minces et délicates, peuvent céder à la distension qu'elles subissent de la part des matières accumulées, se rompre pendant les efforts d'expulsion et donner issue au méconium. Ruysh, et plus tard, M. Danyau (*Gaz. des hôp.*, 3ᵉ série, t. II, p. 382) ont rapporté chacun un fait de ce genre. Mais ce sont les seuls que nous avons trouvés dans la littérature médicale, et nous pensons que ce mode de guérison doit être tout à fait exceptionnel.

Pour nous, l'imperforation de l'anus ou du rectum est un de ces cas d'urgence qui, au point de vue des indications thérapeutiques, peuvent être assimilés aux hernies étranglées, et devant lesquels le chirurgien ne doit pas hésiter, malgré le petit nombre de résultats définitivement heureux, obtenus au prix d'opérations douloureuses et pénibles.

La question ainsi bien posée, et la nécessité de l'opération parfaitement admise, nous établirons, au point de vue du manuel opératoire, la classification suivante qui est à peu près celle de tous les auteurs.

1° Imperforations simples de l'anus et du rectum ;

2° Absence partielle ou totale de l'anus et du rectum. Ces deux grandes catégories comprendront à leur tour les diverses variétés d'imperforations.

1° *Imperforations simples.*

Lorsque l'anus est fermé par une simple membrane, cutanée ou muqueuse, c'est le cas le plus facile. L'obstacle est superficiel et visible ; la fluctuation, le relief, une couleur bleuâtre indiquent nettement l'extrémité inférieure du rectum qui est rapproché de l'extérieur. L'œuvre du chirurgien ne saurait présenter de difficultés.

Pour exécuter cette opération, on a employé différents procédés. Les uns veulent qu'on ouvre l'opercule membraneux avec un trocart ; c'est un moyen insuffisant qui ne donnerait pas libre cours aux matières fécales et exigerait une intervention ultérieure. Le plus grand nombre emploient le bistouri. Quant à la direction de l'incision, Levret l'exécutait dans le sens circulaire et emportait ainsi la totalité de l'obstacle ; S. Cooper recommandait, on ne sait pourquoi, de la faire transversale. Beaucoup d'autres la font longitudinale ; enfin, la plupart lui donnent la forme cruciale, avec ou sans excision des angles. Le traitement consécutif est simple, il suffit de panser la plaie avec une grosse mèche de charpie jusqu'à cicatrisation complète, pour être à l'abri des rétrécissements qui se produisent rarement dans ce cas où le sphincter anal est conformé normalement.

On peut également ranger parmi les imperforations simples celles qui consistent en un diaphragme complet existant à une petite distance au-dessus de l'anus qui est assez bien conformé extérieurement. Le diagnostic ne sera bien établi que si, au fond du cul-de-sac anal, on perçoit une tumeur fluctuante se formant pendant les efforts et les cris de l'enfant, et faisant bomber la membrane qui sépare le rectum de l'anus. On conseille généralement alors de faire une ponction avec le trocart ou le bistouri. La ponction au trocart est encore plus insuffisante que dans le cas précédent, et on doit préférer le bistouri : c'est le procédé qu'ont employé la plupart des opérateurs depuis Loyseau et Demarque jusqu'à nos jours. Seulement il est utile, comme l'a fait remarquer Velpeau dans ses *Éléments de médecine opératoire,* lorsque la membrane est profonde, d'entourer la lame du bistouri d'une bandelette de linge jusque près de sa pointe, pour protéger plus sûrement les parois du rectum. L'incision, simple ou cruciale, fut assez longtemps la pratique la plus habituelle. Cependant, comme on était exposé à avoir des rétrécissements, dans un point qu'il est plus difficile de surveiller que l'ouverture anale, Malgaigne inventa un nouveau procédé, adopté également par MM. Trélat et Giraldès, et qui consiste en ceci : il agrandit l'anus en avant d'un coup de bistouri ; puis, après l'incision cruciale de la membrane obturatrice, il en excise les deux angles postérieurs, dépouille les deux angles antérieurs de leur muqueuse et les attire jusqu'au niveau de l'incision cutanée à laquelle il les réunit par quelques points de suture. On a ainsi plus de chance d'éviter le rétrécissement consécutif, si commun dans les opérations de ce genre.

En effet, c'est là l'écueil. Après que tout a bien marché et qu'on espère un résultat satisfaisant, il arrive souvent que, sous l'influence de la suppuration et de la formation du tissu cicatriciel, il se produit une coarctation difficile à surmonter par la dilatation simple et qui peut exiger de nouvelles opérations. Bell assure qu'il n'a jamais rencontré de maladie qui l'ait autant embarrassé que deux cas de rétrécissements consécutifs de ce genre, auxquels il a eu à remédier.

Ne serait-on pas en droit également d'attribuer à cette cause le rétrécissement dont était atteint le malade qui fait le sujet de l'observation que nous rapportons plus loin (Obs. III). Né avec une imperforation de l'anus, il avait été opéré, et peut-être avait-on fait une incision trop étroite ou n'avait-on pas pris à la suite toutes les précautions nécessaires pour le mettre à l'abri des accidents ultérieurs. N'ayant aucun détail sur l'opération, nous faisons là une simple supposition, mais qui pourtant ne manque pas de vraisemblance.

Quoi qu'il en soit, il ne faut pas omettre de surveiller l'intestin pendant assez longtemps. Si le doigt y rencontrait un rétrécissement, débrider au besoin de quatre côtés avec un bistouri boutonné et insister sur la dilatation.

2° *Imperforations compliquées.*

Nous arrivons maintenant à une deuxième catégorie de faits, beaucoup plus compliqués et surtout plus graves, au point de vue du manuel opératoire : ce sont ceux dans lesquels il y a absence partielle ou totale du rectum, avec ou sans anus, et ceux encore si peu connus où il y a cloisonnement multiple du rectum.

Lorsque l'anus fait complètement défaut, la peau passe directement d'une fesse à l'autre sans même former de rainure interfessière ; la région anale est lisse, rien ne marque la place que devrait occuper l'anus absent. MM. Follin et Duplay disent à ce sujet : « Bien que cette disposition puisse se rencontrer avec un cul-de-sac rectal très voisin de la peau du périnée, elle doit bien plus souvent être considérée comme un indice que le rectum lui-même est absent dans une étendue plus ou moins considérable. » C'est d'ailleurs la disposition que nous avons rencontrée dans l'observation personnelle que nous rapportons plus loin (Obs. I).

Tous les auteurs s'accordent à dire que l'absence du rectum s'accompagne souvent d'une déformation du squelette qui consiste en ce que le diamètre inférieur du bassin est rétréci et les ischions parfois très rapprochés l'un de l'autre (Obs. II). Si ce signe était constant, il aurait une grande valeur pour le diagnostic, et le chirurgien saurait aussitôt quelles difficultés il rencontrerait pour établir un anus artificiel au périnée. Mais malheureusement une absence totale du rectum peut parfaitement coïncider avec un bassin normal, et c'est ce que nous avons trouvé dans notre fait particulier.

Ceci posé, nous avons le choix entre deux grandes méthodes de traitement : la méthode périnéale et la méthode abdominale, qui ont eu et ont encore leurs partisans. Nous allons les examiner sans parti-pris.

Méthode périnéale. — Dans le cas d'absence d'anus et d'absence partielle ou totale du rectum, J.-L. Petit avait proposé d'inciser les téguments jusqu'à une certaine profondeur et de plonger un trocart dans la direction présumée du rectum ; puis, si l'on voyait le méconium sortir, d'élargir la piqûre avec une longue lancette. C'est un mauvais moyen, et Boyer le condamne à juste titre, même quand on a la chance de rencontrer l'intestin avec l'instrument, parce qu'on ouvre une voie trop étroite et qu'on expose le malade à l'infiltration du méconium dans le tissu cellulaire du bassin. Boyer conclut en disant que « lorsque, après avoir incisé à une certaine profondeur, on ne voit point sortir le méconium, il ne reste d'autre ressource, pour sauver la vie de l'enfant, que d'établir un anus contre nature. »

Donc, la ponction avec le trocart, que nous avons déjà proscrite dans les cas d'imperforation simple, doit être ici rejetée, non-seulement comme peu efficace, mais aussi comme très-dangereuse. En effet, lorsque le rectum manque dans sa totalité, le péritoine se replie directement sur les organes génito-urinaires, en même temps que ceux-ci s'étendent en arrière vers le sacrum et prennent dans l'excavation une partie de la place que devrait occuper le rectum. On comprend combien alors il est difficile d'éviter tous ces organes, et combien l'emploi du trocart est dangereux, en ce sens qu'il expose le chirurgien à ponctionner, au lieu du rectum, la vessie, le vagin ou le péritoine. De plus, en supposant que l'opération réussisse, et que l'enfant échappe à ce premier danger, il évitera difficilement les accidents consécutifs à la rétraction nodulaire et au rétrécissement ultérieur du trajet, contre lequel il est si difficile de lutter.

Les partisans de ce procédé prétendaient qu'avec une

large incision il fallait craindre de couper les fibres du sphincter et de produire une incontinence. Il y aurait d'abord lieu de choisir entre celle-ci et la rétention ; or l'incontinence n'est pas certaine, tandis que la rétention est la conséquence du rétrécissement inévitable de toute ouverture fistulaire.

Une incision étroite, une ponction timide ont de graves conséquences ; c'est ainsi que J.-L. Petit, ouvrant avec la lancette une ampoule rectale, vit remonter, après l'évacuation, l'ampoule et l'incision qu'il avait faite, et se produire une infiltration méconiale suivie de mort. Miller dut élargir onze fois, à l'aide du bistouri, une ouverture pratiquée par lui, et cela dans le court espace de huit mois.

Amussat, pour parer à ces accidents, inventa l'opération qui porte son nom ; c'est lui qui en a tracé les règles et précisé les indications. Dieffenbach, Malgaigne, Nélaton l'ont suivi dans la voie qu'il avait ouverte.

Ce procédé est décrit d'une façon détaillée dans tous les livres classiques et il nous semble inutile de le transcrire ici ; nous nous bornerons à quelques observations.

Les auteurs ne sont pas d'accord sur le moment où il faut opérer. Guersant conseillait, si l'urgence n'était pas démontrée par des vomissements incessants et de graves symptômes, d'opérer le plus tard possible pour laisser à l'ampoule le temps de se former ; d'autres, au contraire, opèrent le plus tôt qu'ils peuvent. Ceux-ci nous semblent avoir raison ; car si quelquefois l'enfant ne présente pas de phénomènes inquiétants au bout d'un temps assez considérable (obs. I), d'autres fois on peut risquer d'arriver trop tard et de trouver une péritonite ou même une perforation intestinale (obs. II).

Il peut arriver, comme dans notre cas personnel, que l'ampoule rectale soit tellement élevée et adhérente aux parties voisines, qu'on ne puisse pas, après l'avoir incisée, l'attirer assez bas pour la suturer à la plaie des téguments. C'est là une circonstance défavorable qui permet souvent l'infiltration dans le tissu cellulaire de la partie la plus liquide du méconium ou des matières fécales, et expose au phlegmon du petit bassin. Nélaton a conseillé, dans ce cas, de maintenir l'ouverture artificielle dilatée à l'aide de mèches volumineuses ou de canules d'un gros calibre. Nous avons employé ce moyen et nous nous en sommes bien trouvé, puisque l'enfant a échappé aux accidents.

Une objection qu'on a faite à la méthode d'Amussat, c'est que ce procédé, assez facile à exécuter lorsque l'intestin est voisin du périnée, demande une certaine habileté lorsqu'il en est éloigné. La difficulté devient encore plus grande, lorsque le bassin est rétréci et les ischions rapprochés, comme nous l'avons dit plus haut. C'est dans ces cas que la modification apportée par le professeur Verneuil présente un grand avantage. Ce chirurgien prolonge l'incision périnéale jusqu'au coccyx qu'il met à nu et dont il résèque environ un centimètre. Cette manœuvre a pour résultat de donner de l'espace et de permettre d'atteindre plus facilement l'ampoule rectale.

Cependant ce moyen donne encore prise à une autre objection : on l'a accusé de favoriser un prolapsus ultérieur du rectum. M. Delens qui en a présenté une observation à la *Société de Chirurgie*, en 1875, pensait que cette infirmité était causée par la destruction des moyens de suspension du sphincter en arrière. M. Verneuil qui avait fait trois fois l'opération et n'avait jamais eu de prolapsus anal, fut d'avis que cet accident devait être attribué à une prédisposition particulière de l'enfant, qui portait en outre une hernie inguinale et une hernie ombilicale.

Enfin, nous ne dirons qu'un mot des cas où, le rectum étant absent, l'anus existe. La méthode d'Amussat et le procédé de Verneuil sont parfaitement applicables, il suffira d'inciser l'anus en avant et en arrière avant de l'attaquer par le fond. Seulement, ce qu'on ne doit pas oublier, c'est que, dans ce cas, il faut craindre une complication, rare il est vrai, mais possible, la segmentation multiple du gros intestin par plusieurs diaphragmes imperforés siégeant dans des régions où le chirurgien ne saurait ni les reconnaître, ni les détruire. Nous avons déjà rappelé à ce sujet l'observation de Voillemier, et nous pensons que, dans ce cas d'absence du rectum avec anus bien conformé, il vaut mieux avoir recours d'emblée à l'une des opérations dont nous parlerons dans le paragraphe suivant.

En résumé, cette méthode a certains avantages, et en particulier celui de rétablir l'anus à sa place normale ; elle fut un grand progrès sur les procédés anciens, tels que celui de J.-L. Petit. Elle ne soulève qu'une objection grave, c'est qu'elle ne peut remédier à tous les cas. Aussi, après avoir réuni les suffrages de presque tous les chirurgiens, commence-t-elle à être moins employée et à partager la faveur avec la méthode abdominale dont nous allons maintenant nous occuper.

Méthode abdominale. — Il s'agit simplement ici de

l'anus contre nature, tel qu'il est décrit dans les traités classiques, soit qu'on le fasse dans la fosse iliaque gauche par le procédé de Littre, soit qu'on l'établisse dans la région lombaire gauche par le procédé de Callisen. Nous n'en exposerons pas le manuel opératoire qui est suffisamment connu.

Les auteurs sont loin d'être d'accord sur la préférence à donner à l'une ou à l'autre de ces méthodes. L'anus iliaque est beaucoup plus facile à pratiquer, et on ne peut guère lui reprocher que d'ouvrir forcément le péritoine. Mais cette crainte, qui était parfaitement justifiée il y a un certain temps, ne doit plus arrêter l'opérateur ; car, avec le progrès des méthodes antiseptiques, les lésions de la séreuse péritonéale ont perdu la plus grande partie de leur gravité. D'ailleurs, la colotomie lombaire, d'une exécution infiniment plus difficile, ne met pas toujours à l'abri de l'ouverture du péritoine, surtout chez le nouveau-né, où la présence du rein gêne singulièrement le chirurgien. Amussat lui-même, à qui l'on doit d'avoir perfectionné la méthode de Callisen, entama une fois le rein et une autre fois la capsule surrénale.

Les quelques statistiques qu'on possède donnent, à peu de chose près, les mêmes résultats pour chacune des deux méthodes. Mollière, qui, dans son ouvrage, se montre partisan résolu de l'anus lombaire, dit, comme une des principales raisons de sa préférence, que dans cette région le prolapsus de la muqueuse et les hernies à travers l'anus artificiel se produisent plus rarement que dans la fosse iliaque. Il cite à ce sujet l'observation d'un enfant opéré en Amérique par un chirurgien qui, se voyant bientôt dans la nécessité d'abandonner la voie périnéale, avait ouvert le côlon dans la région lombaire; l'enfant fut examiné par Curling huit ans après, l'anus nouveau ne s'était pas rétréci. Mais Giraldès, de son côté, prétend que le rétrécissement de l'ouverture artificielle à la région lombaire est plus fréquent que dans la méthode de Littre.

Toute balance faite, le procédé de Callisen a plus d'invénients et de dangers que l'autre; et à un autre autre point de vue, important pour les malheureux affligés de cette infirmité, nous pouvons dire avec le professeur Le Fort que « l'opération de Littre, ayant l'avantage de placer l'anus anormal en avant, paraît devoir être préférée, puisqu'elle permet plus facilement au malade les soins de propreté, si nécessaires dans ces conditions. »

L'anus artificiel par la méthode abdominale est employé dans deux circonstances. Le chirurgien le fait d'emblée, lorsque l'inspection des parties lui donne à supposer que la recherche du rectum par la voie périnéale sera trop difficile, ou bien il abandonne une opération commencée sur le périnée et devenue trop laborieuse, pour établir plus sûrement dans une autre région une ouverture qui donne issue au contenu de l'intestin. Dans ce second cas, la modification apportée par Verneuil donne de telles facilités, qu'il est préférable, semble-t-il, de poursuivre jusqu'au bout et de ne pas exposer l'enfant coup sur coup à deux opérations toujours graves à cet âge. Nous comprenons mieux que, si le diagnostic n'est pas certain, si l'on ignore à quelle hauteur l'intestin se termine dans la cavité abdominale, on fasse immédiatement un anus artificiel par la méthode lombaire ou plutôt par la méthode iliaque.

Une autre considération plaide en faveur de cette opinion. Déjà Nélaton et Demarquay avaient émis cette idée que, à la suite de la colotomie lombaire, on pourrait avoir la ressource de chercher à créer plus tard un anus périnéal. C'est pour arriver à ce résultat que Demarquay avait proposé d'introduire, par l'anus artificiel, une aiguille chargée d'un fil, et de la faire ressortir à travers le périnée ; on devait, à l'aide de ce fil, tirer tous les jours sur l'extrémité du rectum pour l'abaisser. D'autres avaient proposé l'usage de sondes à dard ; enfin Mollière pensait qu'on pourrait, à l'aide de certains appareils, presser, à la fois sur le périnée et sur le cul-de-sac du rectum, pour écraser graduellement les tissus qui les séparent.

Nous ne croyons pas que ces moyens aient été employés et M. Duplay disait seulement, dans son ouvrage, qu'il était permis de supposer que l'on pourra, un jour ou l'autre, au moyen d'une sonde introduite dans l'anus artificiel ou par tout autre moyen, parvenir à abaisser progressivement le cul-de-sac et rétablir l'anus à sa place normale.

La question en était là, lorsque M. Lannelongue l'a reprise devant la Société de chirurgie, à propos des deux observations que nous rapportons plus loin (Obs. IV et V). Dans un cas, le chirurgien, en explorant le bout inférieur de l'intestin, a réussi à conduire un trocart jusqu'à peu de distance de l'extérieur ; alors, au moyen d'une opération assez facile, il a rétabli le cours des matières par l'anus normal. Mais si ce succès est un grand pas dans la voie qu'avaient indiquée Nélaton et Demarquay, il faut se rappeler que, dans la majorité des cas, il sera impossible au chirurgien d'aller au-delà de la première opération qu'il aura faite, c'est-à-dire au-delà de la création d'un anus artificiel. Lorsque l'intestin se termine par un cordon plein, lorsque l'anus fait défaut en même temps, nous sommes jusqu'à présent impuissants.

Il est clair, d'ailleurs, que dorénavant, lorsqu'on aura été assez heureux pour obtenir la guérison d'un nouveau-né par la méthode de Littre, il y aura avantage à pratiquer le cathétérisme du bout inférieur de l'intestin. Cette exploration, faite avec prudence et méthode, ne peut nuire en rien à l'enfant et fournira seule les données nécessaires au complément possible de l'opération.

Arrivera-t-on ainsi à établir une méthode sûre qui permette d'obtenir le rétablissement de l'anus dans sa situation normale? C'est ce que l'on ne saurait encore affirmer. En tout cas, nous avons tenu à terminer par ces quelques considérations, pour indiquer dans quelle voie doivent être dirigés aujourd'hui les efforts des chirurgiens qui s'occuperont de l'imperforation congénitale de l'anus.

OBSERVATIONS

OBSERVATION I (Personnelle).

Le 11 octobre 1885, je suis appelé à 9 heures du soir pour opérer un nouveau-né qui avait une imperforation de l'anus.

Les parents, cultivateurs, âgés d'environ 25 ans, mariés depuis un an, sont bien constitués. On ne relève dans leurs antécédents aucune malformation ; la grossesse a été bonne, l'accouchement facile. L'enfant, du sexe masculin, est petit, mais il a l'aspect vivace. Il est né la veille, 10 octobre, à 2 heures après midi : on ne s'est aperçu de sa difformité que 30 heures après l'accouchement, en voyant qu'il n'avait pas encore expulsé de méconium.

J'explore avec soin la région périnéale qui est absolument lisse et sans aucune trace d'anus. La peau a sa couleur normale et rien ne vient faire saillie au périnée pendant les efforts de l'enfant pour crier. Il est donc probable que nous nous trouvons en présence, non pas d'une simple imperforation, mais d'une atrésie plus ou moins étendue du gros intestin.

Les parents se refusant obstinément à l'opération de l'anus iliaque, je procède alors de la façon suivante. L'enfant étant placé dans la position de la taille périnéale, je fais sur le raphé médian une incision de deux centimètres de longueur, commençant un peu en avant du coccyx. Je divise les tissus, couche par couche, dans une épaisseur de plus d'un centimètre, mais sans résultat; j'étais au milieu d'un tissu cellulaire dense, sans trace de sphincter. Ne voulant pas prendre sur moi de continuer seul une opération qui me semblait devoir être difficile, je la remis au lendemain matin, pour revenir assisté d'un médecin plus expérimenté que moi, et je fis un petit pansement simple ; l'enfant n'avait perdu que quelques gouttes de sang.

Le lendemain, je reviens accompagné du Dr P..., qui achève d'inciser toute l'épaisseur du périnée, mais rien n'apparaît entre les lèvres de la plaie. Le doigt, enfoncé à une profondeur de 3 à 4 centimètres, ne rencontre pas l'ampoule remplie de méconium. Nous proposons de nouveau de faire un anus contre nature, mais les parents s'y refusent encore ; et après une dernière tentative infructueuse pour trouver le bout de l'intestin, nous laissons les choses en état.

Le 13. — Nouvel insuccès, et la famille s'oppose toujours à une autre opération. L'enfant a parfaitement résisté jusqu'alors. La mère n'ayant pas de lait, on le nourrit à la cuiller ; il urine bien, même abondamment; il n'a pas de vomissements. Mais le ventre commence à se ballonner un peu, le côlon se dessine sous la paroi abdominale, le réseau veineux sous cutané est très apparent et il y a un peu d'œdème à la région pubienne.

Le 14. — Bien décidé à en finir, je dilate le plus possible la plaie périnéale et, à force d'explorations, j'arrive enfin à une profondeur de 5 centimètres environ sur le cul-de-sac intestinal. J'y fais une incision, et le méconium s'écoule aussitôt avec abondance. Je me trouvai alors aux prises avec une autre difficulté : il me fut impossible d'attirer l'intestin assez bas pour le suturer à la plaie cutanée. J'introduisis une grosse mèche de charpie et j'abandonnai les choses à elles-mêmes, en recommandant de nourrir l'enfant le mieux possible. Il y avait 92 heures qu'il était né.

Les jours suivants, tout se passa de la façon la plus simple : la plaie de l'intestin se mit à bourgeonner comme celle du périnée ; elles se rapprochèrent, et il se forma une sorte de conduit par où les matières fécales sortaient parfaitement. L'enfant buvait bien et digérait bien.

Le 18. — Par les progrès de la cicatrisation, le canal que j'avais créé commençait à se rétrécir. Je le dilatai avec un très petit spéculum et j'introduisis dans l'intestin un gros tube en caoutchouc, que je fis changer tous les jours jusqu'au 28 octobre, où on le supprima, se réservant de le remettre, si besoin était.

La plaie alors était très belle ; l'ouverture de l'intestin se rapprochait de plus en plus de l'ouverture de la peau, et notre conduit artificiel n'avait plus à ce moment que deux centimètres de profondeur. Cependant, l'enfant nourri au biberon, ne profitait pas et paraissait même en voie de dépérir.

Je l'ai perdu de vue à cette époque, et j'ai appris depuis qu'il avait succombé à l'athrepsie peu de temps après, sans avoir présenté rien de notable du côté de son anus artificiel, par où les matières sortaient toujours facilement.

OBSERVATION II (M. Marchand).

Le 19 mars 1881, une femme âgée de 31 ans, célibataire, met au monde un enfant du sexe masculin, pesant 3600 gr., né spontanément à 6 heures du soir. A première vue, cet enfant paraît bien conformé. Pourtant on remarque que, ni dans la nuit qui suit sa naissance, ni le lendemain, il ne rend de méconium. Mis au sein, dans la soirée du 20, il vomit presque aussitôt son lait, mêlé de matières jaunâtres, diluées. L'attention est aussitôt appelée du côté de l'anus et des voies digestives : l'orifice anal paraît bien développé ; mais un stylet mousse qu'on y fait pénétrer est arrêté à 1 centimètre 1/2 environ ; des sondes molles, et finalement le doigt viennent butter contre un obstacle donnant la sensation d'un cul-de-sac qui vient coiffer le doigt explorateur. On éprouve, du reste, une certaine difficulté à pénétrer avec l'auriculaire dans le cul-de-sac anal, non que l'anus soit rétréci, mais par suite de l'étroitesse du bassin, et en particulier du rapprochement anormal des ischions.

L'enfant a rendu de l'urine d'apparence normale ; son ventre commence à se ballonner. Dans le courant de la journée, quelques vomissements jaunâtres surviennent encore ; sa physionomie prend un caractère souffreteux.

Pendant la journée du 21, l'état du malade se modifie peu. A chaque fois que l'enfant est mis au sein, il est pris aussitôt de vomissements. Le tympanisme augmente ; la température est de 36°,6.

L'opération n'a pu être pratiquée que le 22 mars dans la matinée.

Ce jour-là, au premier examen de l'enfant, on constate un ensemble symptomatique qui assombrit singulièrement le pronostic. En effet, la peau est devenue chaude, le ventre est énormément distendu par les gaz ; il existe de l'œdème aux parties inférieures de la paroi abdominale, et de plus, si on déprime celle-ci, on provoque facilement un gargouillement très-étendu.

Après avoir tenté en vain d'atteindre le rectum par une ponction anale faite avec un trocart fin, on constate qu'il ne reste d'autre ressource que de pratiquer un anus artificiel, ce que l'on exécute, séance tenante, par la méthode de Littre.

Une fois la paroi abdominale incisée, on voit des bulles de gaz qui se meuvent sous le péritoine ; l'S iliaque est friable et présente une perforation étendue que l'on fixe à la peau par des sutures en fil ciré. Le méconium s'écoule aussitôt en abondance par la plaie. Après l'opération, les vomissements cessent, et le tympanisme diminue ; mais l'état général reste des plus mauvais.

Pendant toute la journée du 23, l'enfant reste dans cet état grave. Les matières s'écoulent librement par la plaie, mais les signes généraux de la péritonite ne font que s'accentuer, et la mort arrive le 24 mars dans la matinée.

Autopsie.... Le côlon descendant flotte au-devant du rein, à la faveur d'un large pédicule péritonéal, ce qui aurait rendu à peu près impossible la création d'un anus de Callisen, et aurait, en tout cas, nécessité l'ouverture de la cavité péritonéale.

L'S iliaque adhérait à la plaie. De là, elle se continue avec le rectum dont l'origine est reportée au niveau de la symphyse sacro-iliaque droite. En ce point, le canal intestinal semble étranglé ; puis brusquement il se dilate en une ampoule énorme, qui n'est autre chose que la première portion du rectum. Cette ampoule considérable a les dimensions de l'estomac de l'enfant ; elle remonte jusque dans l'hypochondre droit et refoule le cœcum devant elle. Après s'être légèrement infléchie sur elle-même, cette poche se termine en un cul-de-sac placé au-devant du promontoire. De ce cul-de-sac part un filament fibreux, très grêle, long de 3 centimètres environ, et qui après un trajet légèrement sinueux, aboutit à l'ampoule anale au sommet de laquelle il s'insère.

... Les parois de la portion dilatée du rectum présentent un notable amincissement. Il n'y a pas d'autres anomalies dans les viscères.

(Observation publiée par M. Diéterlin dans la *France médicale* de 1881, t. I, p. 779).

OBSERVATION III (M. Trélat).

D..., 35 ans, peintre, entre le 20 novembre 1883 à l'hôpital Necker, salle Saint-Pierre, service de M. le professeur Trélat.

A sa naissance, le malade avait une imperforation complète de l'anus. Deux ou trois jours après, un médecin pratiqua une ouverture.

Pendant toute sa vie, le malade n'a pu aller à la garde-robe qu'avec des lavements répétés...

Le toucher rectal est douloureux ; il existe, du reste, une légère rectite. A quatre ou cinq centimètres de l'anus, on sent un rétrécissement pouvant admettre sans peine la première phalange de l'index ; c'est donc une ouverture encore assez large. Le rétrécissement est très court ; en avant et à gauche, il est comme un peu tranchant ; en arrière et à droite, sa longueur semble être de 6 à 7 millimètres et il est également saillant. Il forme un véritable diaphragme. La muqueuse est saine à son niveau et il n'existe pas d'ulcérations.

(Observation empruntée à une clinique de M. Trélat, publiée par M. Marchant dans l'*Union médicale* du 14 février 1886).

OBSERVATION IV (M. Lannelongue).

Le 11 janvier 1884, on nous amène à l'hôpital un nouveau-né, âgé de cinq jours. Il n'a pas eu de garde-robe depuis sa naissance, et de plus, il est microcéphale. Les deux premiers jours, il a vomi du méconium, depuis lors, les vomissements ont cessé, mais l'enfant n'accepte qu'avec beaucoup de difficultés un peu de lait et de l'eau sucrée.

L'examen de la région anale montre que l'anus est bien conformé et que la portion anale du rectum à trois centimètres passés de longueur. J'ai pu y introduire le doigt, quoique avec une certaine peine, mais en laissant le doigt dans le fond de l'infundibulum je n'ai senti aucune impulsion malgré les efforts et les cris de l'enfant.

On serait donc autorisé à admettre, dans une certaine mesure, que la portion terminale du rectum fait défaut. Néanmoins l'écartement des ischions est normal.

L'examen du ventre ne révèle pas de développement de la portion médiane correspondant aux circonvolutions de l'intestin grêle. L'on ne voit pas de développement transversal ni latéral correspondant au gros intestin. Les voies urinaires sont bien conformées et la sécrétion urinaire se fait bien.

......L'enfant est chétif et a beaucoup diminué depuis la naissance ; néanmoins, il est très vivace et l'indication d'une intervention s'impose. On fait un anus par la méthode de Littre.... Un pansement à l'acide borique est appliqué.

Les jours suivants on refait chaque matin le pansement. L'enfant se nourrit à peine : il prend un peu de lait qu'on lui donne avec une cuiller, et par son anus artificiel il laisse échapper quelques matières fécales. Mais il s'affaiblit de plus en plus, et le 16 janvier il succombe à 4 heures du matin ; il avait 10 jours.

Autopsie. — Le péritoine offre des traces évidentes de péritonite. Il n'y a pas d'épanchement de matières fécales dans la cavité abdominale.

L'anus contre nature a porté sur l'S iliaque, les bords de cet anus offrent des adhérences avec la paroi abdominale. Immédiatement au-dessous de cet anus, l'S iliaque poursuit son trajet jusqu'au niveau de la symphyse sacro-iliaque ; à ce niveau, cette partie de l'intestin se renfle, et il lui succède brusquement un rectum arrondi, cylindrique, n'ayant pas plus que les dimensions d'un manche de porte-plume ordinaire. Le rectum suit son trajet ordinaire dans la concavité du sacrum sans augmenter de volume, et arrivé vers la pointe du coccyx, il se continue avec la portion anale de l'intestin. Cette dernière portion a environ 3 cent. de long ; elle offre un calibre supérieur à celui du rectum. Ainsi, le rectum présente entre l'S iliaque et la portion anale un rétrécissement tel que, si on l'aplatit, son calibre est inférieur à 1 centimètre, de plus, il présente la forme d'un cordon qu'on dirait plein.

L'S iliaque se termine en cul-de-sac, et c'est de ce cul-de-sac que part le cordon rectal sans communiquer avec lui ; de même en bas, la portion anale de l'intestin est séparée du rectum par une cloison complète. Il existait donc, dans cette partie de l'intestin, deux cloisons formant des diaphragmes pleins et complets, l'une placée entre l'S iliaque et le rectum, l'autre entre la portion anale et la portion pelvienne de cet intestin. La première cloison est placée à 3 cent. et demi de l'anus ; la seconde à 11 cent. du même anus, ou à 7 cent. et demi de la première. Entre ces deux cloisons, l'intestin n'ayant pu être dilaté par le méconium offre la forme cylindrique d'un cordon plein en apparence, mais en réalité, présentant un canal tapissé par une muqueuse. Cet état explique bien pourquoi, pendant la vie, en mettant le doigt dans la portion anale, on ne pouvait pas sentir d'impulsion, puisque le méconium n'arrivait pas jusque-là.

(Observation communiquée à la *Société de Chirurgie*, le 27 février 1884).

Observation V (M. Lannelongue)

Le 24 mai 1882, on apporte à l'hôpital Trousseau un nouveau-né, du sexe masculin, âgé de 52 heures au moment de l'examen. Il est le second fils de parents bien portants, chez lesquels il semble qu'il n'y ait pas d'antécédents syphilitiques. L'enfant est bien vivant, urine facilement, mais n'a pas rendu de méconium depuis la naissance ; il a vomi la veille au soir, pour la première fois, et plusieurs fois dans le cours de la nuit ; il rend le lait qu'on lui fait prendre, il n'a pas encore vomi de méconium. Il est d'ailleurs bien conformé. A l'examen de la région anale, on ne découvre rien de particulier ; l'anus a ses plis normaux : quand on y enfonce le doigt, on pénètre dans un infundibulum de 2 à 3 centimètres de profondeur environ. Le doigt s'introduit avec peine, et lorsque l'enfant crie ou pleure, on ne perçoit aucun choc ; un examen attentif ne permet pas, en un mot, de croire à l'existence d'une ampoule rectale. Le ventre est gonflé et tendu, la paroi abdominale n'est pas œdémateuse, on ne voit pas se dessiner les anses intestinales.

L'enfant est opéré par la méthode de Littre ; on trouve le gros intestin sous les anses d'intestin grêle. Il est suturé à la paroi abdominale et ouvert. Il s'écoule une abondante quantité de méconium.

Les suites de l'intervention ont été heureuses.....

Le 15 juin. — L'ouverture à la paroi abdominale commence à être le siège d'un travail de rétraction ; il existe autour un peu d'érythème simple provoqué par le contact des matières de l'intestin.

Le 18 juin. — L'anus contre nature est bien constitué, l'orifice cutané est arrondi, il reçoit le bout du doigt. Dans le fond, on aperçoit une légère saillie de la muqueuse. Prenant alors une sonde de femme, métallique, je la dirigeai dans le bout inférieur.

Elle fut promptement arrêtée à 2 ou 3 centimètres environ de l'orifice cutané ; il y avait là comme un obstacle que je crus être la terminaison de l'intestin. Comme je cherchais à me rendre compte de la distance qui pouvait le séparer de l'anus et qui était d'ailleurs très grande, il me sembla que la résistance que j'éprouvais cédait, bien que mes pressions fussent très modérées. J'insistai alors un peu plus et bientôt, en effet, la sonde s'engagea dans le petit bassin ; elle était trop courte pour arriver à l'anus, je dus prendre un long trocart courbe de Chassaignac, que j'introduisis avec prudence par son extrémité mousse. Il vint proéminer au sommet de l'infundibulum anal, et je le sentis avec le doigt introduit dans cet infundibulum ; une faible épaisseur séparait l'extrémité du cathéter du sommet de l'infundibulum ; il eût été très possible, en procédant avec violence, de franchir cette séparation. Je crus, néanmoins, devoir procéder autrement.

Une incision postérieure partant de l'anus fut faite, sur la ligne médiane, dans la direction de la pointe du coccyx. Elle avait 1 centimètre 1/2 environ ; la peau, les tissus sous-jacents, furent successivement incisés, et enfin la cloison elle-même fut coupée sur l'instrument. Un tube à drainage de fort calibre, allant de l'anus normal à l'anus artificiel, fut laissé à demeure. Deux points de suture réunirent les bords de l'incision périnéale. On recommanda de faire dans la journée une injection boriquée faible, pour nettoyer le drain.

Le 19 juin. — La santé de l'enfant est excellente ; il est sorti des matières intestinales par la cavité du tube.

Deux jours plus tard, le 21 juin, les choses sont dans le même état ; on retire le drain pour le nettoyer, on engage avec précaution une sonde plus volumineuse par l'anus normal, et on remonte au-dessus de l'obstacle inférieur facilement. Le drain est encore replacé ; l'anus iliaque n'admet qu'avec peine l'extrémité du doigt ; les bords en sont épaissis.

Le 23 juin. — Les points de suture faits au périnée sont retirés ; il n'y a aucun engorgement inflammatoire ; il s'engage chaque jour des matières qui sortent par le gros drain.

Le 26 juin. — Le drain est retiré et nettoyé ; on passe des sondes rectales de calibre gradué ; puis on remet encore le drain, qui est définitivement supprimé le 29 juin. A cette date, il sortait des matières en beaucoup plus grande quantité par l'anus iliaque.

L'enfant est revu le 2 juillet ; on conseille à la mère de passer elle-même chaque jour des sondes rectales par l'anus normal. Une entérite, avec des selles diarrhéiques nombreuses et abondantes, s'est produite, et depuis la veille la figure de l'enfant est un peu fatiguée, mais il ne vomit pas. Depuis, nous n'avons plus revu notre petit malade, et j'ai tout lieu de croire qu'il a dû succomber.

(Observation communiquée à la *Société de chirurgie*, le 27 février 1884).

OBSERVATION VI (M. Verneuil).

M. le Dr E... me présenta, à l'hôpital Lariboisière, le 4 août au matin, un enfant du sexe masculin, bien constitué et né à terme dans la nuit du 1er août. En attendant la nourrice, on s'était borné à donner quelques cuillerées d'eau sucrée. Le 3 août, quelques vomissements et quelques coliques appelèrent l'attention, et l'on reconnut l'imperforation.

Nous constatons l'état suivant : ventre très ballonné, non douloureux au toucher ; les anses intestinales, visibles à travers les parois, sont animées de mouvements vermiculaires ; la face est pâle, non grippée ; la peau n'est point ictérique. L'enfant est entièrement affaissé, à ce point que, pendant l'opération, il ne poussa pas un cri et ne fit pas un effort.

Le périnée, les organes génitaux externes, l'orifice anal sont bien conformés, mais une sonde de femme est arrêtée à 12 millimètres. L'extrémité du petit doigt, portée jusqu'au fond du cul-de-sac, ne perçoit aucune rénitence, aucune fluctuation révélant la présence de l'intestin distendu.

Je procède à l'opération. L'enfant est placé sur le bord d'un oreiller, couché sur le ventre, les cuisses fléchies sur le bassin et les jambes fléchies sur les cuisses à angle droit.

Incision partant de la pointe du coccyx, s'étendant jusqu'à l'anus et divisant sur la ligne médiane le cul-de-sac anal. Un cordon fibreux fait suite à ce cul-de-sac et se prolonge en haut. J'essaie de le suivre, espérant qu'il me conduira jusqu'à l'intestin ; mais c'est en vain, et à 2 centimètres? de profondeur, je n'ai rien trouvé encore. Peut-être eussé-je abandonné l'opération, si je n'avais eu un moyen sûr de pénétrer plus loin et sans danger dans la profondeur du bassin.

Faisant écarter avec des crochets les bords de la plaie, je prolongeai en haut l'incision médiane d'un bon centimètre ; je mis ainsi à nu la face postérieure de la pointe du coccyx. Je détachai avec des ciseaux les parties molles s'insérant aux bords latéraux de cette pointe, et enfin je retranchai un centimètre de l'os. Je tombai sur un tissu filamenteux, assez résistant, dont j'excisai une certaine épaisseur sur la ligne médiane.

Portant alors au fond de la plaie l'extrémité de l'index, je perçus distinctement une saillie rénitente, que je me mis en devoir de mettre à découvert. Je continuai donc la dissection en enlevant, avec la pince et les ciseaux, de petits lambeaux de tissu cellulaire et me débarrassai, par un filet d'eau froide, du sang, d'ailleurs peu abondant, qui me masquait l'aspect du fond de la plaie.

J'avais toujours grand soin de ne pas perdre la ligne médiane et de placer toujours les crochets de façon à écarter les parties molles bien systématiquement sur les côtés.

Après quelques minutes de cette dissection méthodique, je vis enfin une tache livide tout-à-fait en haut de la brèche profonde que je venais? de creuser. L'enfant ne faisait aucun effort et ne poussait aucun cri. Je pressai directement sur l'abdomen pour faire saillir l'ampoule, et j'acquis ainsi la conviction que nous avions bien réellement sous les yeux la terminaison inférieure de l'intestin.

Avec le bout de la sonde cannelée, j'isole de mon mieux la saillie rectale dans l'étendue d'un centimètre carré.

Pour éviter l'ascension de l'intestin, qui m'avait si fort gêné dans une opération précédente, je résolus de fixer la saillie avant de l'ouvrir. Procédant comme dans le procédé d'entérotomie de Nélaton, je passai, à l'aide d'une aiguille courbe, quatre fils, deux de chaque côté, à travers la peau et les parois de l'ampoule, et parvins ainsi à attirer doucement cette dernière jusqu'à une petite distance de la surface; les anses furent confiées à mes aides, deux par deux, sans être nouées. J'incisai alors entre les fils de droite et ceux de gauche, dans l'étendue de 7 à 8 millim. Un grand flot de méconium, mêlé de gaz, s'écoula aussitôt. Dès que l'issue en fut complète, ce qui exigea plusieurs minutes, je nettoyai la plaie avec un courant d'eau et me mis en devoir de serrer les sutures. J'en ajoutai même deux nouvelles sur la ligne médiane : l'une en haut, vers l'extrémité réséquée du coccyx ; l'autre, réunissant la commissure antérieure de l'ouverture intestinale avec le fond du cul-de-sac anal.

Cela terminé, l'orifice nouveau était bien ouvert et admettait sans peine la dernière phalange du petit doigt. Il n'était guère qu'à 7 ou 8 millim. de la surface de la peau. A la vérité, les sutures tendaient fortement la paroi intestinale et la peau.

L'opération avait duré plus de vingt minutes, mais la perte de sang avait été très minime, en sorte que l'état de l'enfant n'était pas plus mauvais qu'avant. J'aurais voulu conserver le petit patient sous ma direction pendant les premiers jours au moins ; mais, malgré mon insistance, les parents voulurent l'emporter. Je leur indiquai les précautions à prendre et les soins à donner... Soit que les prescriptions aient été mal suivies, soit plutôt que l'opération ait été trop tardivement faite, toujours est-il que la mort survint quarante-huit heures plus tard. Il y avait eu tout d'abord une amélioration très marquée, puis l'affaissement et la stupeur s'étaient reproduits et l'enfant avait succombé lentement, sans apparence de péritonite ni d'autre affection bien caractérisée.

J'ai longuement rapporté dans cette observation tout ce qui a trait au manuel opératoire, parce que c'est d'après ces règles que j'ai opéré dans les cas suivants.

(Observation communiquée à la *Société de chirurgie*, le 28 mai 1873).

OBSERVATION VII

Un jeune enfant atteint d'imperforation anale fut opéré par West. Comme il existait à la région anale une ampoule distendue, c'est à ce niveau que fut pratiquée l'ouverture de l'intestin. Malgré cette opération, les symptômes d'obstruction persistèrent, et l'enfant mourut.

A l'autopsie, on trouva dans l'intestin un second septum placé au-dessus de celui qui avait été incisé. Le siège exact de ce second septum n'est pas spécifié dans l'observation.

La présence d'une dilatation ampullaire, au niveau de l'obstacle inférieur, suffit à prouver que le trajet placé entre les deux cloisons était tapissé d'une muqueuse normale.

L'enfant ne portait aucune cicatrice, aucune bride anormale pouvant faire admettre un travail pathologique quelconque.

(Observation rapportée par M. Larger à la *Société de Chirurgie*, le 12 mars 1884).

CONCLUSIONS

1° L'imperforation simple de l'anus sera traitée par l'incision cruciale de la membrane, avec excision des angles.

2° L'oblitération de l'intestin par un diaphragme mince, situé à quelque distance au-dessus de l'anus, devra être opérée par le procédé de Malgaigne.

3° L'absence de l'extrémité inférieure du rectum est justiciable, à moins d'impossibilité absolue, de l'opération de Littre. Après guérison, on sera autorisé à explorer le bout inférieur de l'intestin, pour voir si l'on pourrait rétablir facilement le cours normal des matières fécales.

BIBLIOGRAPHIE

J.-L. Petit. — Remarques sur différents vices de conformation de l'anus, etc. (Mém. de l'Acad. de chir., t. I, p. 317, 1743).

Bertin. — Mémoire sur les enfants qui naissent sans un véritable anus (Mém. de l'Acad. des sciences, p. 472, 1771).

Callisen. — Imperforationes ani (Systema chirurgiæ hodiernæ, t. II, p. 688, 1800).

Sérand. — Dissertation sur quelques vices de conformation de l'anus et du rectum, etc. (Thèse de Montpellier, 1814).

Goyrand. — De l'imperforation de l'anus (Journal hebdom., 1834).

Miriel. — Vices congénitaux de conformation de l'extrémité inférieure du tube digestif (Thèse de Paris, 1835).

Amussat. — Gaz. médic. 1835. — Bull. de l'Acad. 1839 et 1841. — Examinat. méd. 1843.

Roux. — De l'imperforation de l'anus (Thèse de Montpellier, 1844).

Bouisson. — Des vices de conformation de l'anus et du rectum (Thèse de concours, Paris, 1851).

Loblljeois. — De l'oblitération congénitale des intestins (Thèse de Paris, 1856).

Cruveilhier. — Anatomie pathologique du corps humain, t. I.

Giraldès. — Nouveau dict. de méd. et de chirg. pratiques, art. Anus (malformations). t. II, p, 611. 1865.

Verneuil. — Dict. encycl. des sc. médicales. art. Anaplastie. 1° série, t. IV, p. 137. — Bull. de la Soc. de chir., 1873.

U. Trélat. — Dict. encycl. des sc. médicales, art. Anus (vices de conformation). 1° série, t. V, p. 429, 1867.

Richet. — Traité pratique d'anatomie médico-chirurgicale, 3° éd., 1873.

Malgaigne. — Manuel de médecine opératoire, 8° éd. par Léon Le Fort. 1877, t. II, p. 431.

Mollière. — Traité des maladies de l'anus et du rectum (1877).

Tillaux. — Traité d'anatomie topographique, 2ᵉ éd., 1879, p. 898.

J. Guérin. — Recherches sur les difformités congénitales chez les monstres, le fœtus et l'enfant, 1880-1882.

Rovillain. — Contribution à l'étude des vices de conformation de l'anus et du rectum, etc. (Thèse de Paris, 1882).

Follin et Duplay. — Traité élémentaire de pathologie externe, t. VI, p. 550, 1883.

Lannelongue. — Archives gén. de Médecine, 1883. — Bull. de la Soc. de Chir, t. X, p. 199, 1884.

Imprimerie de l'Ouest, A. NÉZAN, Mayenne.

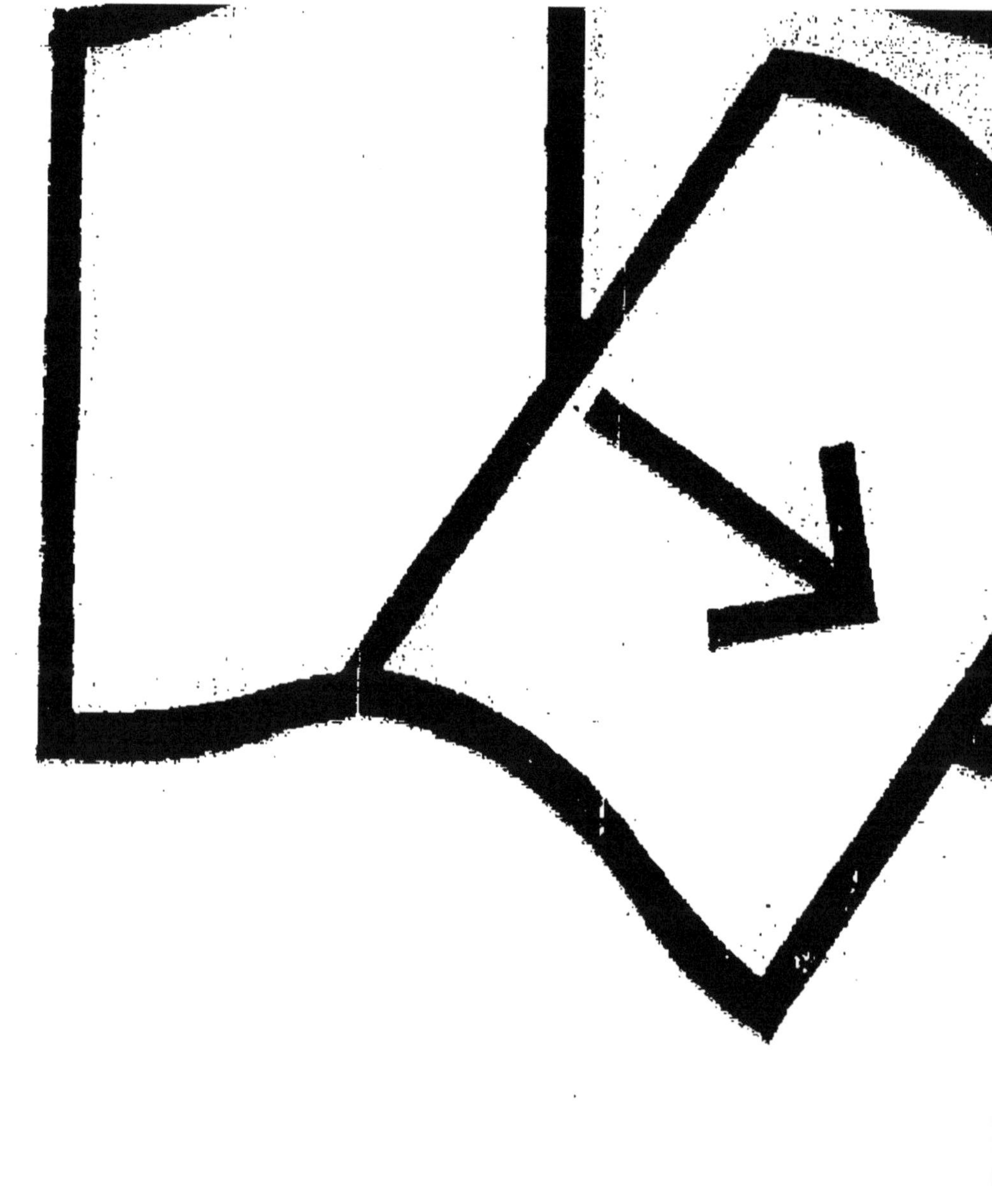

www.ingramcontent.com/pod-product-compliance
Ingram Content Group UK Ltd.
Pitfield, Milton Keynes, MK11 3LW, UK
UKHW022325120726
13694UKWH00004B/1533